D' A. ESPITALIER

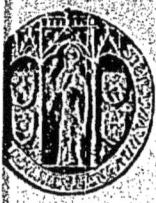

Le Mal de mer
et son traitement

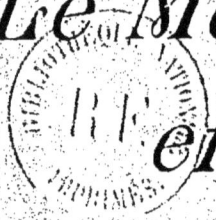

MONTPELLIER

GUSTAVE FIRMIN ET MONTANE

LE
MAL DE MER

ET

SON TRAITEMENT

PAR

A. ESPITALIER

DOCTEUR EN MÉDECINE

ANCIEN INTERNE A L'HOPITAL DE CETTE

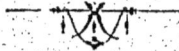

MONTPELLIER

IMPRIMERIE GUSTAVE FIRMIN ET MONTANE

RUE FERDINAND-F... ET QUAI DU VERDANSON

1900

A LA MÉMOIRE DE MA MÈRE

A MON PÈRE ET A MON FRÈRE

A M. Gustave ESPITALIER

ET SA FAMILLE

A. ESPITALIER.

A MON PRÉSIDENT DE THÈSE

M. LE PROFESSEUR DUCAMP

PROFESSEUR DE PATHOLOGIE INTERNE

A M. LE DOCTEUR PETIT

MÉDECIN EN CHEF DE L'HÔPITAL CIVIL ET MILITAIRE DE CETTE

A TOUS MES AMIS

A. ESPITALIER.

INTRODUCTION

Le sujet que nous présentons aujourd'hui nous a été inspiré depuis longtemps en voyant l'énorme quantité de gens qui souffrent du mal de mer, et en voyant aussi combien ce mal est terrible.

Ayant vécu depuis notre enfance au milieu d'une population de marins, et porté nous-même d'un goût très vif pour toutes les choses de la mer, il nous a été donné de voir de près quelques cas assez rares, que nous avons cru intéressant de consigner dans ce travail.

Telle a été notre seule ambition dans la rédaction de notre thèse, sans avoir aucunement la prétention d'exposer des théories nouvelles.

Dans un premier chapitre, nous décrirons les symptômes ordinaires de cette affection, sinon dangereuse, du moins horriblement douloureuse.

Dans un second, nous en étudierons l'étiologie.

Le troisième sera consacré aux différentes théories pathogéniques.

Enfin, dans un quatrième chapitre, nous étudierons la question du traitement, question certainement des plus intéressantes.

Puis, nous exposerons nos conclusions.

Qu'il nous soit permis, avant tout, de remercier M. le professeur Ducamp pour le grand honneur qu'il nous fait

VI

d'accepter la présidence de notre thèse. Nous le prions de croire à toute notre gratitude.

M. le docteur Petit, médecin en chef de l'hôpital civil et militaire de Cette, dont la précieuse amitié ne s'est pas démentie un seul instant depuis notre enfance, a bien voulu nous guider pendant toutes nos études médicales. Qu'il reçoive ici l'assurance de nos meilleurs remerciements et l'expression, pour lui et toute sa famille, de la plus profonde amitié.

Nous remercions M. le docteur Ducloux, chirurgien en chef de l'hôpital de Cette, de ses conseils pendant toute la durée de notre internat de deux ans dans cette ville.

A tous nos amis et camarades de la Société nautique de Cette, particulièrement à MM. Suchard, Clerget et Granier, toutes nos meilleures sympathies pour les bonnes heures passées ensemble à bord du *Joyeux* et du *Zou*.

Nos meilleurs compliments aussi à tous nos camarades du « Grenier », où nous avons eu tant et de si bons moments pendant deux années bien courtes.

LE MAL DE MER

ET

SON TRAITEMENT

CHAPITRE PREMIER

SYMPTOMATOLOGIE

Si l'étiologie du mal de mer est encore chose peu connue et difficile à dégager de l'obscurité qui l'environne, il n'en est pas de même de la symptomatologie. A ce point de vue, le mal de mer est trop connu de tout le monde pour qu'il soit superflu d'en donner une description par trop minutieuse.

PRODROMES. — Le commencement du mal de mer est difficile à déterminer. Aux premiers mouvements du bateau, la personne atteinte commence à voir tourner les objets qui sont devant elle, et ce sentiment d'angoisse, que connaissent si bien ceux qui ont déjà ressenti le mal de mer au cours de traversées antérieures, commence à se faire sentir. Il arrive alors que le navire sous l'influence d'un mouvement quelconque, paraît manquer sous les pieds ; le vertige s'accentue, l'angoisse augmente, la figure pâlit et se tire. Bref, on a l'impression d'un malaise général sans pouvoir encore discerner de quoi l'on souffre. En même temps, se manifeste une sensation de chaleur intense qui arrive par bouffées, et qui est ressentie surtout dans le dos et sur le visage.

MAL DE MER CONFIRMÉ. — A cet état, dont l'intensité et la durée sont très variables selon que le sujet est plus ou moins réfractaire à la naupathie, succède, en général assez rapidement, un autre état tout particulier, qui est ce que les marins appellent le mal de mer confirmé. Le vertige, de plus en plus fort, finit par arriver au maximum, et alors commence un ballottement intérieur qui, peu d'instants après, se traduit par des nausées, puis par des vomissements. Les vomissements se produisent à des intervalles très variables et il est difficile de donner là-dessus aucune règle. Tantôt ils sont espacés de quelques minutes, tantôt ils se produisent chaque demi-heure ou heure. Nous avons pu observer nous-même un passager qui, quoique souffrant beaucoup et se plaignant énormément, ne vomit que trois fois dans une traversée de 10 heures.

Aux vomissements se joignent assez souvent, mais sans que cet état soit aussi habituel que le premier, des selles diarrhéiques, en général assez fréquentes, et qui jettent rapidement le sujet dans un état de prostration assez grand. Il est, en effet, à remarquer que ceux qui présentent les phénomènes diarrhéiques indiqués plus haut paraissent rapidement beaucoup plus malades que ceux qui ne font que vomir.

Lorsque les vomissements se produisent et que le ver-

tige est manifeste, le mal de mer est complet et il est rare,
même dans les plus grandes et les plus mauvaises traversées, que les passagers soient plus sérieusement atteints.
Cependant, il est des personnes malheureusement privilé-
giées chez lesquelles l'état morbide atteint un degré encore
beaucoup plus élevé; le vertige arrive alors au maximum, les
nausées et les vomissements sont continuels et la peau se
couvre d'une sueur froide; peu après, la chaleur abandonne
les extrémités, le pouls devient petit, concentré, plutôt lent
que fréquent et fuyant sous le doigt. Enfin, au paroxysme
de la crise, le pouls est très difficile à rencontrer et l'individu paraît sur le point d'expirer. Au bout de quelques
instants, cette crise diminue, puis passe complètement,
pour revenir au bout d'un temps plus ou moins long,
selon l'aptitude de l'individu.

Ajoutons à cela qu'une céphalée assez vive se fait généralement sentir et prive absolument le malade de tout sentiment, en ajoutant encore à l'abattement général.

Ce tableau complet du mal de mer se présente à peu
près régulièrement, et, s'il n'affecte pas toujours les formes graves que nous avons décrites en dernier lieu, tout
au moins, le malaise éprouvé devient-il assez fort pour
faire prendre au sérieux les souffrances très réelles et très
vives ressenties par le malade et pour essayer d'y porter
un remède.

Il s'agit de savoir maintenant quels sont les appareils
qui sont le plus vite et le plus sérieusement atteints, et
quelle action particulière sur chacun exerce le mal de mer.

Il est certain que, du côté de l'appareil pulmonaire,
aucune modification n'a jamais été notée en ce qui con-
cerne le mal de mer. Dans les crises de gravité moyenne
et même dans les formes les plus graves, les poumons

ont toujours rempli parfaitement leurs fonctions, et jamais l'arbre pulmonaire n'a marqué par une réaction quelconque son incompatibilité avec l'affection qui nous occupe.

Il en va tout autrement du système nerveux, et une analyse un peu étroite des différents symptômes conduit rapidement à l'idée que c'est dans cet appareil que se passent les modifications les plus importantes.

L'influence du mal de mer sur les centres nerveux se fait sentir dès le premier moment de la maladie. Le premier symptôme, en effet, qui se manifeste est le vertige. Beaucoup de personnes, en effet, n'ont pas encore mis le pied sur le bateau que déjà leur aplomb commence à manquer ; au bout d'un instant, l'intelligence a diminué d'esprit et de force, les sensations éprouvées sont sensiblement modifiées, l'attention se fixe difficilement. Quant aux organes des sens, ils commencent également à être très troublés. Au fur et à mesure que le mal de mer augmente, le vertige augmente également et l'inaptitude intellectuelle devient de l'inertie de plus en plus complète. Il arrive même que le vertige s'accroît au point que le malade a presque une abolition momentanée du sentiment. Il paraît n'avoir alors plus conscience de rien sans que jamais la perte du sentiment soit réelle, et, même au plus fort de son vertige, le malade ne cesse de sentir et d'entendre, sans cependant pouvoir réagir d'aucune manière.

Il est certain, en effet, qu'il serait assez difficile d'expliquer le vertige, l'inaptitude intellectuelle, la répugnance aux mouvements, ainsi que la marche chancelante qui s'emparent des malades au début du mal de mer, autrement que par un trouble de l'influx nerveux cérébral, c'est-à-dire de cette puissance cérébrale qui commande à tout notre être et qui se manifeste dans nos sentiments, nos émotions, comme dans nos mouvements volontaires et les moindres de nos actes.

On comprend ainsi que, par suite de ce trouble, les fonctions intellectuelles ne s'effectuent pas dans des limites aussi larges que de coutume ; d'autre part, les mouvements volontaires sont limités aussi et l'incitation nerveuse n'arrivant plus en quantité suffisante aux centres nerveux, ceux-ci ne peuvent plus répondre à leur tour que par des actes également insuffisants.

Plus tard, sous l'influence croissante des causes du mal de mer, l'affaiblissement de l'influx nerveux augmente encore ; toutes les fonctions de l'organisme se limitent davantage, jusqu'au moment où les réflexes seuls, derniers signes de la vie nerveuse, se manifestent encore.

Mais il est bien évident que ce ne sont là que des signes passagers d'une affection passagère, elle aussi, des centres nerveux. Rien de durable n'existe heureusement, car peu de temps après le débarquement, toute espèce de malaise a disparu et, en aucun cas, ni le cerveau ni la moelle n'ont jamais accusé de troubles postérieurs, même au mal de mer le plus grave.

L'appareil digestif est également très atteint dans le mal de mer. Ici, trois ordres de phénomènes sont à distinguer.

Il y a d'abord les nausées, puis les vomissements, qui sont de beaucoup le phénomène le plus fréquent puisqu'il coïncide presque toujours avec le vertige, et enfin la diarrhée, qui, bien que relativement beaucoup plus rare que les vomissements, ne laisse pas que d'être encore assez fréquente.

Les nausées qui accompagnent d'ordinaire le vertige et qui sont un des premiers symptômes de l'affection qui nous occupe nous indiquent l'extension de l'influence marine à la vie organique. Plus tard, lorsque les centres nerveux sont plus fortement inhibés, l'exercice des fonctions animales est à peu près tout à fait suspendu, et voici les fonctions habituelles du tube digestif qui non seulement se suspendent, mais encore se pervertissent.

Ce sont alors les vomissements qui entrent en scène. D'après Calliano, de Turin, les vomissements dans le mal de mer se produiraient de la manière suivante :

Les ondulations du navire produiraient un acte réflexe. Ces ondulations, en effet, influenceraient le plexus cœliaque du sympathique abdominal et par lui plus spécialement les deux ganglions semi-lunaires qui innervent l'estomac ; celui-ci, au bout d'un certain temps variable avec chaque individu, réagirait et le vomissement se produirait.

Quant à la diarrhée, il est probable que c'est par le même trouble des vaso-moteurs qu'elle s'établit, et que, bien qu'il ne soit pas possible d'en décrire le mécanisme complet, les mêmes considérations que pour les vomissements doivent être mises en ligne de compte.

Ce sont là certainement les phénomènes les plus remarquables du mal de mer, et il est certain que les autres appareils sont beaucoup moins atteints que ceux que nous venons de passer en revue. Nous avons déjà vu néanmoins que l'appareil circulatoire ne demeure pas en dehors de toute perturbation.

Le pouls, nous l'avons déjà dit, devient petit, difficile à trouver, plutôt lent.

Si l'on ausculte une personne atteinte, on voit que le cœur bat plus lentement, que les claquements valvulaires sont comme étouffés. En un mot, le cœur est affaibli pour un temps plus ou moins passager, sans doute,

mais qui dénote néanmoins la part que prend le système
de la circulation tout entier à l'affection marine.

Du côté de l'appareil urinaire, il est plus rare de trouver des modifications. On peut même dire que le rein et
ses conduits excréteurs n'ont à participer en rien au mal
de mer.

Néanmoins, voici une observation très curieuse, que
nous avons recueillie tout dernièrement, et qui semble
bien indiquer que si les symptômes urinaires ne sont pas
constants, ils n'en existent pas moins chez un certain
nombre de sujets.

OBSERVATION

M. J. L..., âgé de 30 ans, d'un tempérament robuste,
sans antécédents personnels au point de vue de la sécrétion
urinaire. Ses parents non plus n'ont jamais rien accusé de
ce côté. Cette personne, qui avait fait déjà quelques traversées, fit le voyage, en septembre 1899, de Marseille à
Cette.

La mer, sans avoir rien d'excessif, était néanmoins
houleuse. Une demi-heure environ après le départ, notre
passager est pris d'un mal de mer assez intense et descend immédiatement dans sa cabine pour se coucher. A
peine est-il couché qu'une forte envie d'uriner l'oblige à
se lever de nouveau. Peu d'instants après, le même fait se
reproduit. Enfin, dans l'espace d'une heure, la miction
eut lieu 7 fois. Après avoir été soulagé de cette manière,
notre homme s'endormit et arriva à Cette bien portant.
Il va sans dire que les vomissements avaient été néanmoins de la partie et qu'aucun des symptômes habituels
n'avait manqué.

Tels sont les effets habituels du mal de mer. Il est généralement admis que le mal de mer cesse aussitôt qu'on met pied à terre ; c'est là une erreur qu'on ne saurait assez détruire. Le mal de mer, lorsqu'il est vraiment caractérisé, n'abandonne pas aussi aisément sa victime.

Au débarquement, dans les rues, les places, dans les appartements, dans toutes ses occupations, celui qui est l'objet de cette affection souffre encore pendant un temps plus ou moins long et qu'il est absolument impossible de déterminer. A vrai dire, ce mal de mer est beaucoup plus supportable. Les vomissements, par exemple, disparaissent ainsi que les nausées. La locomotion, sans être aussi facile et régulière que de coutume, s'effectue, néanmoins, librement. Mais les phénomènes cérébraux proprement dits, à savoir l'inaptitude intellectuelle et le vertige, durent toujours et comportent une intensité assez grande pour être toujours assez vivement ressentis.

Quoique ce ne soit pas là une règle sans exception, il est néanmoins vrai que la plupart des passagers restent soumis plus ou moins longtemps à ce malaise. Pour notre part, nous pouvons assurer que plus du 80 0/0 des personnes que nous avons interrogées à ce sujet nous ont répondu par l'affirmative.

Tel est, envisagé dans son ensemble, le tableau du mal de mer tel qu'il se rencontre habituellement. Mais il faut bien dire que tous ces symptômes ne se rencontrent pas toujours complètement et que, chez un certain nombre de personnes, on rencontre des formes bizarres et qu'on peut qualifier d'anormales.

Observation

M. L. S..., âgé de 28 ans, toujours bien portant, un tempérament fort et sanguin, habite un port de mer et a souvent navigué en partie de plaisance. Dernièrement, au mois de juin 1898, il alla avec plusieurs de ses amis faire, en bateau à voiles, un voyage en Espagne. L'aller s'était très bien effectué, lorsque au retour, une mer démontée trouva le navire par le travers du cap Creus. Obligé par les circonstances de se tenir à la manœuvre sur le pont, M. S... se trouva pris d'un malaise qui se produisit de la manière suivante : sans être aucunement indisposé, sans éprouver aucun vertige, il se penchait sur le bastingage pour vomir à peu près toutes les demi-heures et recommençait ensuite son travail sans souffrir aucunement. Lorsque l'estomac fut complètement dégagé, ce qui arriva au quatrième vomissement, M. S... fut pris d'un léger tiraillement, bientôt calmé du reste, et ce fut tout.

Cette observation est rare, en ce sens que le vertige, qui ne manque presque jamais dans les symptômes et qui est le premier de tous, a fait ici complètement défaut.

Il arrive, au contraire, d'autres cas où le vertige, le sentiment du malaise général, sont les seuls effets appréciables du mal de mer. Mais ce sont là des cas assez rares.

Une personne de nos connaissances nous affirmait le fait suivant, qui est certainement un des plus curieux que nous connaissions. Cette personne, qui a une très grande habitude de la navigation, nous affirmait que, sur le bateau, pour si mauvais temps qu'il fît, le mal de mer n'avait aucune action sur elle, mais que, si elle voulait ressentir les effets de cette maladie, il lui suffisait d'aller à l'arrière du bateau et de regarder le sillage laissé par le navire. Immédiatement, des vomissements, légers à la vérité, se produisaient avec vertige, et ce n'était qu'en descendant dans sa cabine qu'elle se calmait au bout d'un certain temps. Cette expérience, que la personne en question a faite huit à dix fois, n'a jamais manqué de réussir.

Tout le monde sait que les gens les plus habitués à la mer, les marins de profession, les officiers de marine, sont sujets au mal de mer lorsqu'ils sont obligés de reprendre la mer après être restés quelque temps à terre. Cette règle, à laquelle il y a néanmoins de nombreuses exceptions, est assez curieuse.

Plusieurs capitaines au long cours, que nous avons interrogés à ce sujet, nous ont en effet affirmé que, soit eux-mêmes, soit des personnes de leur équipage, avaient souffert du mal de mer en reprenant leur traversée. Un jeune officier de la marine de guerre nous affirmait que chaque fois qu'il allait à la mer, pour si court qu'eût été le séjour à terre, une demi-journée par exemple, il était toujours indisposé et que cette indisposition durait, d'après lui, environ un quart d'heure à vingt minutes.

Par contre, il y a des personnes, beaucoup plus rares néanmoins, qui n'ont jamais connu le mal de mer. Un de nos amis intimes, M. Paul S..., quoique ayant battu la mer avec de gros mauvais temps, n'a jamais éprouvé un seul des symptômes de ce terrible malaise.

D'autres personnes qui ont également beaucoup navigué et que nous avons interrogées à ce sujet nous ont fait des déclarations pareilles. Nous verrons plus loin si l'on ne peut, à cet égard, indiquer des règles, plus ou moins précises il est vrai, permettant d'expliquer toutes ces anomalies.

Il ne faut pas croire que notre pauvre race humaine soit

la seule soumise au vertige marin. Les animaux se trouvent dans les mêmes conditions que nous, et certaines espèces y paraissent encore plus sensibles.

Les chiens, en particulier, sont très sujets au mal de mer. Nous en avons vu beaucoup être violemment secoués et ne paraissant nullement être à leur aise. Un de nos amis, M. R.., eut l'obligeance de nous autoriser à faire quelques expériences avec son chien qui était de petite taille. Cet animal, qui s'embarquait avec peine sur le bateau et paraissait regretter infiniment ce qu'on appelle le « plancher des vaches », ne tardait pas à manifester son mécontentement de la manière suivante : tout son poil se hérissait, ses yeux devenaient hagards, il se mettait à trembler et, au bout d'un instant, vomissait des matières alimentaires mélangées d'une très grande quantité de salive. Les vomissements se répétaient pendant un certain nombre de fois, puis le chien, complètement abattu, allait se coucher dans un coin et, blotti sur lui-même, ne faisait son apparition que lorsqu'on rentrait au port.

Des capitaines nous ont affirmé que de gros animaux de boucherie, bœufs, vaches, moutons, etc., embarqués sur des bateaux, avaient souvent le mal de mer. Par contre, un animal qu'on rencontre à bord de presque tous les navires, le chat, est, paraît-il, absolument réfractaire à cette maladie. Il en est donc des animaux comme des hommes ; les uns très sujets, d'autres, au contraire, complètement réfractaires; mais, à leur égard, l'expérience seule peut nous renseigner.

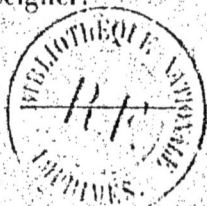

CHAPITRE II

ÉTIOLOGIE

S'il est un état complexe dans la pathologie médicale, c'est certainement celui qu'on a coutume d'appeler « mal de mer ». Est-ce une maladie? est-ce un simple malaise? Les uns, et ce ne sera pas le plus petit nombre, pencheront pour la première hypothèse, d'autres opineront pour la seconde. Cependant, jusqu'à présent, l'affection qui nous occupe ne semble avoir conquis aucun droit de cité dans la médecine, et, néanmoins, nous sommes personnellement assuré que c'est là une maladie sinon plus grave, au moins plus douloureuse que beaucoup de celles que l'on cite dans les traités de pathologie.

Les conditions et les causes du mal de mer sont certainement des plus complexes, et le chapitre de l'étiologie qui, d'ordinaire, varie entre des limites assez restreintes, paraît être ici, au contraire, différent avec chaque individu. Néanmoins, un certain nombre de causes paraissent presque toujours être en jeu pour produire le même effet.

En premier lieu, ce qui frappe tout d'abord, c'est que, plus le bateau balance, plus le mal de mer est fort. C'est bien, en effet, la première des conditions ; car nous voyons

que, par une mer calme, peu de passagers sont malades,
et que, au contraire, plus la mer devient houleuse, plus
le nombre de passagers atteints devient considérable et
plus le mal de mer devient fort pour chacun d'eux. La
première cause du mal de mer est donc le balancement
du navire. Mais il nous faut considérer ici les deux sortes
de balancement : soit que le navire balance de l'avant à
l'arrière, ce qui est le tangage, soit qu'il balance d'un côté
à l'autre, ou, comme disent les marins, d'un bord et de
l'autre, c'est le roulis.

Ces deux sortes de balancement ne provoquent pas le
même malaise. L'expérience, en effet, démontre, au dire
de tous les marins, que le roulis n'a que peu d'action sur
les passagers et qu'on s'y habitue rapidement. Le tangage, au contraire, éveille très vite le mal de mer et
celui-ci devient de plus en plus violent. Sur les grands
bâtiments à vapeur qui font nos services d'aujourd'hui,
il en est toujours ainsi, paraît-il. Si le tangage et le roulis
se combinent pour produire ce qu'on appelle le « mouvement de casserole », le malaise devient maximum. Mais,
jusqu'ici, nous n'avons parlé que du mal de mer à bord
des vapeurs. Dans les bateaux à voiles, le mal de mer est,
paraît-il, beaucoup moins violent et beaucoup moins fréquent qu'à bord des autres bateaux. A cela, il y a plusieurs causes : d'abord, les bateaux à voiles sont, en général, moins longs que les vapeurs, et l'expérience prouve
que, plus un bateau est long, plus le mal de mer est fréquent et terrible. Ensuite, il faut remarquer que les bateaux
à vapeur ne sont tenus à la mer par rien, tandis que les
bâtiments à voiles sont constamment appuyés par le vent
qui gonfle les voiles, qui couche le bateau dans un certain
sens et qui l'empêche de trop rouler ou tanguer sous l'ac-

tion de la mer. Néanmoins, il est une certaine allure des bateaux à voiles où les conditions précédentes ne se retrouvent plus et où le mal de mer devient beaucoup plus fort, c'est l'allure du vent arrière. A celle-ci, en effet, les bateaux ne sont plus soutenus par les voiles, et le vent, au contraire, tend à faire plonger leur avant dans la mer et à redresser leur arrière. Il s'ensuit, en général, un tangage très violent et, pour peu que la mer soit houleuse, il y a également un roulis, qui ne tarde pas à provoquer chez les passagers le vertige et les vomissements si redoutés. Dans les canots à rames, au contraire, le mal de mer est rare. Cela tient à ce que ce sont en général de très petits bateaux, qu'on ne voit dehors qu'avec beau temps ou qui, s'ils sont en mer avec une mer mauvaise, sont trop courts pour provoquer ces longs balancements qui accablent les passagers.

Ce sont là les causes principales du mal de mer. Mais d'autres encore se présentent pour aider celles-ci. A bord des bateaux à vapeur, par exemple, on trouve toutes les odeurs fades et grasses dégagées par les machines. L'huile chauffée par le feu des pistons écœure les passagers ; l'odeur du goudron, celle des marchandises amarinées dans les cales, gênent aussi beaucoup. A ces causes, qui dépendent du bateau, viennent s'ajouter d'autres causes subjectives. Le souci de l'équilibre se joint à l'instabilité des impressions visuelles pour aggraver l'état des passagers. Une personne nous affirmait que ce qui la gênait au plus haut point était de voir les objets occuper les positions les plus bizarres dans des coups de roulis et de tangage, et que de voir ballotter les lampes, les tables et les autres objets du bord suffisait pour amener chez elle un commencement de vertige qui s'accentuait bien vite.

D'autres fois, au contraire, le jeu continuel des hélices (surtout dans les cabines qui se trouvent à l'arrière des bâtiments) paraît être une cause active de malaise. Le bruit sourd et continu de l'hélice gêne, en effet, beaucoup et impressionne d'une façon bizarre des esprits déjà prévenus et disposés d'avance à subir tous les maux que la mer leur réserve.

Il va sans dire que, chez un très grand nombre de personnes, le mal de mer, est engendré par un état purement psychique.

Chez les femmes, en particulier, il y a nombre de personnes qui n'ont le mal de mer que par peur de l'avoir, et on s'explique ainsi comment d'autres personnes, par suite d'une très grande énergie, ont pu retarder et atténuer l'apparition du mal.

Les névropathes, en particulier, sont particulièrement sensibles au mal de mer et il n'est pas rare de voir cette maladie apparaître chez eux dès qu'ils ont mis le pied sur un navire. Pendant toute la traversée, que le temps soit beau ou mauvais, ils sont horriblement malades; et ils redoutent, en général, tellement le mal de mer qu'il leur arrive de différer pendant très longtemps un voyage par mer et même quelquefois de le supprimer, malgré que leurs occupations en souffrent.

L'état gastrique antérieur, au contraire, ne paraît pas avoir grande influence sur les personnes qui en sont atteintes. Les vomissements ne sont ni plus nombreux, ni l'état généralement plus grave. Tout au plus, pourrait-on noter plus de douleur dans les vomissements, mais, d'une manière générale, ce n'est pas une cause de maladie, et celle-ci n'est guère influencée par cet état.

En résumé, nous pouvons dire que, s'il y a dans les

causes du mal de mer une part de prédisposition person-
nelle et dont il faut toujours tenir compte, il y a néanmoins un grand nombre d'éléments étrangers à considérer, et dont le plus important est sans contredit le
balancement du navire que nous venons d'étudier en
détail.

CHAPITRE III

PATHOGÉNIE

Comment le mal de mer se produit-il ? C'est là une question bien difficile à résoudre. Il est bien certain, en effet, que l'anatomie pathologique, si utile, si indispensable même, dans toute question pathogénique, nous fait ici complètement défaut, car le pronostic du mal de mer n'a jamais été fatal, et si quelques personnes ont pu mourir sur des navires en ayant le mal de mer, les conditions de ces morts ont été telles que jamais, à notre connaissance du moins, une seule autopsie n'en a été faite.

Nous en sommes donc réduits aux conjectures, et c'est par analogie avec des maladies qui présentent un ensemble symptomatique assez semblable à celui que présente la maladie qui nous occupe, que nous sommes obligés de faire des hypothèses. Du reste, dans la littérature médicale, la question pathogénique a toujours été laissée de côté (du moins dans cette affection) ou, en tout cas, n'a été effleurée que bien légèrement.

D'après les expériences du docteur Pampoukis, d'Athènes, le mal de mer se manifesterait chez la plupart des personnes et, notamment, chez les névropathes, les anémiques et les dyspeptiques, de la manière suivante : les mouvements spéciaux du navire, tangage ou roulis, produisent, au moment où le balancement est le plus accentué, soit un choc avec anémie cérébrale et cérébelleuse, soit des déplacements grands et subits des viscères abdominaux et des contractions du diaphragme exerçant une action réflexe ou inhibitoire. D'où le vertige et les vomissements, qui sont les symptômes essentiels de la maladie.

On a paru croire aussi que le vertige marin était produit par le vertige oculaire. D'après quelques-uns, le ballottement de tous les objets contenus à l'intérieur du navire, les lampes allant de côté et d'autre, et tout ce qui est en mouvement à bord, influenceraient les passagers d'une façon très désagréable ce qui, joint à l'instabilité qu'ils éprouveraient eux-mêmes, amènerait rapidement le mal de mer.

Plusieurs de nos observations précédentes, dont une rapportant qu'un jeune homme n'avait le mal de mer que lorsqu'il était à l'arrière du navire en regardant le sillage produit par celui-ci, sembleraient, il est vrai, donner raison à cette manière de voir. Mais que l'on considère, d'un autre côté, que beaucoup de passagers ne sortent pas de leur chambre, où rien ne remue, et que, cependant, ils sont atteints très sérieusement.

D'un autre côté, l'observation démontre que des aveugles entreprenant des voyages sur mer ont été pris comme les autres passagers de la même maladie. Dans ces conditions, il est bien certain que le vertige oculaire seul ne peut pas être mis en cause, et que, s'il peut aider quelquefois aux autres causes, il reste néanmoins acquis qu'il ne peut rien expliquer à lui seul.

D'autres théories ont été émises au sujet du mal de mer. Certains auteurs ont voulu expliquer tous les phémonènes par une théorie purement psychique. D'après eux, le vertige, les vomissements, les sueurs, etc., seraient des symptômes produits par un effet absolument subjectif, et la conscience de la perte d'équilibre servirait seule à expliquer ces différents états. Il est certain que la conscience de cette perte d'équilibre peut bien servir à expliquer certaines choses ; mais, si l'on conçoit que le vertige s'explique de cette manière, on conçoit bien difficilement que les vomissements se montrent aussi fréquemment et aussi incoercibles. Si l'angoisse, la faiblesse, la sueur s'expliquent par des états psychiques, il n'en est plus de même, croyons-nous, pour les palpitations cardiaques, pour l'arythmie du pouls et beaucoup d'autres symptômes de ce genre.

Une autre théorie consiste à prétendre que les mouvements violents et subits du bateau amènent des perturbations dans la circulation des organes splanchniques ; que l'anémie subite ou l'hyperhémie produites par un brusque retrait ou afflux du sang, retrait ou afflux dont la cause serait, bien entendu, purement mécanique, amèneraient les phénomènes décrits plus haut : vertige, vomissements, sueurs, palpitations, etc. Ici, contrairement à la théorie précédente, l'imagination ne jouerait plus aucun rôle, et tout phénomène trouverait sa cause dans un fait tangible et matériel.

Il est certain que les perturbations circulatoires entraînant ces troubles anémiques ou hyperhémiques sont certainement pour quelque chose dans le mal de mer ; mais, on se demande d'abord comment il peut se faire que, dans d'autres circonstances, alors que le corps est plus violemment secoué encore, comme, par exemple, dans les mauvaises carrioles passant sur des chemins très mauvais, on n'éprouve absolument aucun des symptômes du mal de mer, alors que, le soir, au contraire, on est complètement brisé. Comment se fait-il encore que les cavaliers, qui sont exposés à des chocs violents, nombreux et

répétés, n'éprouvent aucun symptôme? Il semble, cependant, qu'il y ait là, comme dans le premier cas, un afflux
ou un retrait sanguin assez rapides pour provoquer les
mêmes phénomènes.

On peut se demander encore comment cette théorie
peut expliquer que, lorsque la mer est très calme et que le
bateau ne bouge pas, certaines personnes ont le mal de
mer, alors que rien dans le système circulatoire n'est mis
en mouvement! Il est bien certain qu'il faut ici attribuer à
l'imagination une grande part de l'action funeste que la
mer peut avoir sur le sujet, et que rien, en dehors de
cette action imaginative, ne peut être invoqué.

Peut-être pourrons-nous, à notre tour, essayer de for-
muler une théorie, que nous essayerons de faire découler
des faits, au lieu de vouloir englober tous les faits dans
une théorie préparée d'avance, comme ces objets que l'on
empile dans des cadres tout faits pour les contenir.

Si nous envisageons la symptomatologie du mal de
mer, on est frappé à première vue de ce fait : ce qui cons-
titue l'état permanent du mal de mer, le symptôme qui ne
manque jamais, c'est le vertige, le sentiment de la perte
d'équilibre. Les vomissements, qui sont le gros symptôme aux yeux de tout le monde, ne viennent que bien
après et ne sont nullement le phénomène dominant.

Si, d'autre part, nous considérons que ce vertige et
cette perte d'équilibre durent pendant tout le temps
de la maladie, persistent encore après et sont dans nombre de cas les seuls phénomènes que l'on rencontre,
comme dans tous les cas de mal de mer léger, on est conduit à se demander si l'on n'a pas affaire à une lésion des
organes du sens de l'équilibre.

La physiologie des fonctions de l'équilibre, quoique
n'ayant pas encore complètement tout expliqué, peut,

néanmoins, nous fournir de très utiles renseignements.
D'abord, qu'est-ce qui préside aux fonctions de l'équilibre?
Le cervelet a toujours été considéré par tous les physiologistes comme étant l'organe du sens de l'espace. Mais il y
a encore un organe qui peut nous donner cette notion ;
c'est le nerf vestibulaire, branche interne du nerf acous-
tique à son origine. Ce nerf, qui est certainement surtout
un nerf cérébelleux, a été appelé le nerf de l'espace.

Il est donc évident que si nous pouvons comprendre la
manière dont le mal de mer peut impressionner le cervelet
et le nerf vestibulaire, nous aurons montré la voie cen-
tripète des sensations et des impressions reçues.

Le nerf vestibulaire vient se distribuer à tout l'appareil
de l'oreille interne, dont plusieurs parties, loin de participer à l'audition d'une manière quelconque, paraissent,
d'après les idées des physiologistes modernes, être plus
particulièrement destinées à nous donner une idée de
l'équilibre. Les canaux semi-circulaires, en particulier,
dont la fonction, il est vrai, n'est pas encore expérimen-
talement déterminée, sont considérés par beaucoup comme
servant à donner la notion de la tête dans l'espace, et,
par conséquent, c'est là un organe qui préside dans tout
notre corps au sens de l'équilibre, qu'il gouverne et
régit selon les influences extérieures.

Partant de là, nous pourrons essayer de donner une
théorie du mal de mer. Les différents mouvements
que le bateau imprime au corps, sont, en général, lents
et prolongés. La lymphe qui est contenue dans les canaux
semi-circulaires subira, elle aussi, les mêmes mouvements que le reste du corps et, obéissant aux lois qui
régissent tous les liquides, ira se loger dans les parties les
plus déclives et, naturellement, avec le balancement du
navire, ces parties déclives seront tantôt à droite, tantôt

à gauche, sur un point ou sur un autre. Or, nous savons que dans les canaux semi-circulaires la terminaison des nerfs est excitée par une simple pression. Dans ces conditions, le cerveau qui a l'habitude de recevoir une pression donnée et à un endroit donné pour percevoir un équilibre stable ne reçoit plus, au contraire, que des impressions mobiles, fuyantes, puisque la lymphe excite un peu toutes les terminaisons nerveuses les plus diverses. Il lui est, dans ces conditions, impossible de se rendre compte de la position d'équilibre et, par conséquent, le vertige se fait immédiatement sentir. Plus tard, les causes continuant, d'autres phénomènes réflexes viennent s'ajouter au vertige et l'on a alors tout le tableau clinique du mal de mer.

Nous croyons qu'il y a là une manière de voir que l'expérience semble nous confirmer. Les symptômes que l'on observe, le traitement préconisé par M. C. Richet, précisément à cause de la similitude des symptômes, tout paraît indiquer une grande analogie entre le mal de mer et le vertige de Ménière. L'explication pathogénique semble donc également convenir. Si des symptômes se trouvent être semblables, si le traitement dirigé contre deux maladies est également le même et également efficace, ne peut-on conclure que le mode de production est le même ou tout au moins très approchant ?

CHAPITRE IV

THÉRAPEUTIQUE

Nous arrivons enfin au chapitre pratique de notre travail. On a dit et répété bien souvent qu'il n'y avait pas de remède au mal de mer, et que le meilleur moyen pour y échapper était de ne pas s'exposer à le prendre. Nous sommes complètement opposé à cette manière de voir, et si notre expérience ne peut opposer un très grand nombre de cas, du moins peut-elle en opposer suffisamment pour qu'il ne soit pas interdit de penser que la voie est ouverte à d'autres expérimentateurs, et que l'on pourra obtenir la guérison certaine du mal de mer.

De très nombreux traitements ont été proposés pour guérir cette affection. Un des premiers, qui est certainement aussi ancien que la navigation elle-même, consiste dans la pratique de la mer; et, l'efficacité de ce traitement est trop bien établie et trop universellement reconnue pour qu'il soit besoin de s'appesantir sur les preuves. Tout le monde sait que les effets du mal de mer vont d'ordinaire en diminuant, non seulement pendant des traversées successives et un peu rapprochées, mais encore durant le cours d'une même traversée. Dans le premier cas, les marins sont là, qui témoignent hautement de l'immunité que l'organisme est susceptible d'acquérir à l'égard du mal de mer par la pratique des traversées.

Dans le second cas, un passager moyennement sujet au mal de mer s'embarque pour un voyage au long cours. L'expérience nous apprend que ce passager, d'abord plus ou moins fatigué pendant les trois, quatre, huit premiers jours, ne le sera plus que légèrement et de loin en loin, puis finira par être complètement réfractaire à un malaise quelconque.

Il est toutefois certaines restrictions que l'observation des faits conduit à faire admettre par rapport à l'immunité en question. Ainsi nombre d'individus sont absolument incapables de s'accoutumer à l'influence marine, c'est-à-dire que, depuis le commencement d'une traversée jusqu'à la fin, que le temps d'ailleurs soit bon ou mauvais, et a fortiori dans ce dernier cas, le mal de mer les assiège constamment. Il y a plus : c'est que, parmi ces mêmes individus, il en est un petit nombre pour lesquels la pratique de la mer, loin de diminuer la disposition au mal, ne fait qu'exagérer encore cette disposition, et cela à tel point que la navigation pour eux est chose complètement impraticable et ne saurait être continuée sans un danger réel.

Hâtons-nous de reconnaître que ces derniers cas ne constituent pourtant que l'exception, exception qui n'infirme en aucune manière la règle, qui est que la pratique de la mer diminue en général la disposition au mal de mer.

Une autre restriction est relative à l'existence de l'immunité, à savoir que celle-ci, même chez ceux où elle a atteint son plus haut degré d'expression, est cependant subordonnée à la pratique de la mer. Nous avons vu, en effet, quand nous avons parlé de la symptomatologie de l'affection qui nous occupe, que chez les marins, lorsqu'ils restent un temps plus ou moins long à terre, la disposition au mal de mer reparaît dès qu'ils remettent le pied sur le navire ; disposition que la navigation fait disparaître chez eux de nouveau et très rapidement.

Quoiqu'il en soit, nous avons donc des preuves certaines que l'exercice de la navigation, en procurant l'immunité à l'influence marine, est réellement un traitement naturel et préventif du mal de mer.

Il va sans dire qu'un tel moyen serait à la portée d'un trop petit nombre de personnes pour pouvoir acquérir une valeur quelconque au point de vue thérapeutique. Aussi s'est-on ingénié à trouver un remède d'une application plus constante, plus universelle, et surtout moins difficile. Comme toujours dans de pareilles circonstances, les médications les plus diverses ont été mises en œuvre. On s'est d'abord occupé d'obtenir la guérison par le seul régime. C'est alors qu'on a vu alternativement ordonner la diète la plus sévère ou, au contraire, l'alimentation à outrance. On s'est occupé de ce qu'il fallait faire manger au malade, des boissons qui étaient le mieux supportées. Rosenbach recommande une ingestion modérée d'aliments et de boissons alcooliques. Pour notre compte, nous avons vu des gens qui, quoique ayant suivi, sur nos conseils du reste, la médication précédente, ont été complètement abattus par le mal de mer. Un autre auteur allemand, Rœwer, recommande un régime sévère : des biscuits secs, des fruits cuits, des mets de digestion facile ; comme boisson, du vin rouge coupé avec de l'eau ou du thé léger. Il faudrait, d'après lui, éviter complètement les graisses, qui seraient une grande cause de perturbation pour l'organisme. Enfin, il ne faudrait jamais rester avec l'estomac vide au cas où les vomissements se produiraient. Désireux d'expérimenter nous-même si le régime seul pouvait guérir ou même simplement adoucir les souffrances ordinaires du mal de mer, nous conseillâmes à deux personnes, dont l'une n'avait d'habitude qu'un mal de mer assez léger, l'autre n'ayant jamais vu la mer, d'accomplir absolument les prescriptions ci-dessus. Chez aucune d'elles le résultat ne fut satisfaisant. Quoique la traversée ne se fit pas par un gros temps, la première éprouva néanmoins les mêmes symptômes que d'habitude ; quant à la seconde, elle fut prise d'un horrible mal de mer. Voici du reste l'observation de la première :

Mme A. M.... 30 ans, tempérament assez délicat, mais sans aucune maladie antérieure, légèrement nerveuse, s'embarque au mois d'avril 1899 à Marseille pour l'Algérie. Ce voyage, que cette personne fait assez souvent pour ses affaires, est en général assez bien supporté quoique un mal de mer plutôt léger se déclare habituellement. Nous indiquons à cette personne un régime tout spécial à suivre très exactement et consistant en : biscuits secs, fruits cuits, mets légers ; des légumes plutôt que de la viande. Cette prescription fut suivie à la lettre ; néanmoins, le vertige précurseur commença à faire son apparition, et les vomissements se montrèrent bientôt après. Rien de particulier n'a été noté pendant les deux jours de traversée. La maladie n'a été ni moins forte ni plus rapide que les autres fois, et, malgré ce régime, notre passagère ne put résister au mal.

Le régime seul est donc incapable non seulement de guérir, mais même d'apporter une amélioration même passagère aux souffrances des malades.

On a cherché aussi à obtenir des résultats par des moyens physiques. C'est sur un fait d'expérience qu'est basé, en général, ce traitement. On a remarqué, depuis déjà bien longtemps, que tous les sujets, sans exception, du moment qu'ils sont atteints du mal de mer, adoptent spontanément la position horizontale. Une telle uniformité dans les précautions ne saurait trouver son excuse que dans une nécessité commune à tous, celle d'osciller beaucoup moins que dans la position verticale et d'avoir de moins grandes oscillations. D'autre part, non seulement beaucoup de personnes malades prennent immédiatement la position horizontale, mais il arrive qu'un grand nombre de celles-ci tiennent machinalement leur ventre à deux mains, pour comprimer la région épigastrique. Nous connaissons une personne qui, lorsqu'elle a le mal de mer, se couche et pose sur son ventre un objet très lourd, en le pressant fortement sur elle. Cette pratique fait, paraît-il, éprouver de très grands soulagements aux malades, aussi n'est-il pas rare de voir certains d'entre eux venir se coucher sur le pont du navire, en se tenant le ventre avec leurs mains. Le séjour sur le pont est, paraît-il, à ce sujet, encore plus efficace que la position horizontale dans une cabine, et le grand air est un adjuvant de plus aux moyens déjà employés.

Aussi a-t-on cherché à perfectionner ces moyens empiriques et à augmenter leur efficacité. Le docteur Calliano, de Turin, a pensé qu'un bandage abdominal, soutenant les viscères et les comprimant aussi fortement qu'on peut le désirer, serait un bon moyen pour empêcher le mal de mer. La ceinture de Calliano est munie d'une plaque triangulaire convexe, en forme de coussinet qui comprime l'épigastre; une ceinture en acier permet de serrer le coussinet contre l'estomac du malade et de réaliser ainsi le soulagement cherché.

Il est certain que l'on peut obtenir ainsi un soulagement assez marqué dans les souffrances de l'individu, mais aucune des personnes que nous avons interrogées à ce sujet ne nous a dit avoir été complètement guérie du mal

3

de mer . Toutes ou presque toutes ont affirmé une amélioration dans leurs souffrances, sans que l'effet obtenu
pût jamais être décisif.

Nous avons donc là un moyen, qui, s'il n'est pas par
lui-même un remède certain au mal de mer, est du moins
un adjuvant très utile et en général ne manquant jamais
son effet pour atténuer, en partie, les horribles souffrances que l'on ressent habituellement.

Le docteur Pampoukis, d'Athènes, dans une remarqua-
ble étude sur le mal de mer, a décrit une série complète
de manœuvres destinées à combattre le mal de mer. Le
procédé que nous venons d'indiquer s'y trouve également
compris. Voici, du reste, le résumé de sa pratique. Il faut,
d'après lui, avant l'embarquement même, se serrer le ventre à l'aide d'une ceinture large et longue, afin d'éviter
les déplacements de l'abdomen et de l'estomac. Pendant
le voyage, il convient d'éviter le plus possible l'usage des
boissons afin de diminuer la pression du sang et les sécré-
tions ; tout au plus peut-on faire usage de deux ou trois
petits verres de cognac ou de boisson très alcoolique par
jour. Lorsque le vertige menace d'apparaître, afin d'éviter
les secousses qui le déterminent, le mieux est de s'éten-
dre sur une couchette, en cherchant à suivre les mouvements du bateau, tout en prenant de la cocaïne, qui
empêche les vomissements, mais non le vertige. Le
choix de la couchette doit être fait du reste avec un soin
judicieux. On choisira une cabine au centre du bateau,
bien ventilée, située à proximité d'une passerelle où l'on
puisse se promener au grand air, et le lit choisi sera orienté
suivant la longueur du bateau. Quand deux couchettes
sont superposées, celle de dessus est toujours préférable.
Enfin M. Pampoukis pense que le meilleur préservatif du
mal de mer serait de demander aux compagnies de naviga-

tion de faire faire des lits suspendus d'après le principe des lampes marines, c'est-à-dire avec des suspensions à la Cardan.

Cette dernière précaution serait assurément, à notre avis, la meilleure manière de combattre le mal de mer.

Nous avons vu, en effet, des navires de plaisance portant des lits établis selon le principe de la double suspension, et les personnes qui en ont usé d'un tel système nous ont déclaré n'avoir jamais été incommodées par le tangage ou le roulis le plus violent, et n'avoir même pas été empêchées de dormir. Cela s'explique du reste parfaitement, étant donné que, grâce à ce système, le lit, dans aucune position du bateau, pour si invraisemblable qu'elle puisse être, ne peut se trouver placé autrement que dans une position toujours parfaitement horizontale.

Ce sont là tous les traitements basés sur la stabilité du navire ou de l'individu. Remarquons, en passant, que tous ces traitements, quels qu'ils soient, cherchent toujours à diminuer les mouvements des passagers, soit en immobilisant leurs couchettes (le centre du navire est, en effet, la partie qui oscille le moins), soit en immobilisant leurs organes, comme dans la pratique de Calliano. Malgré les quelques résultats fournis par ces méthodes, il est néanmoins certain qu'à l'heure actuelle, et tant qu'on n'aura pas appliqué le système que nous préconisions plus haut, à savoir la double suspension des couchettes, il faut s'adresser à autre chose. Aussi les médications les plus diverses ont-elles été mises à contribution.

M. Gorodischze, à la réunion annuelle de la Société d'Hypnologie et de Psychologie (1), a parlé d'un nouveau traitement du mal de mer par la suggestion. Il « a commu-

_____

(1) *Semaine Médicale*, 1896.

» niqué les observations de quatre personnes extrêmement
» sensibles au mal de mer, chez lesquelles, dit-il, il a pu
» inhiber le réflexe nampathique au moyen de la sugges-
» tion. Depuis, grâce à ce moyen, ces personnes ont pu
» faire de longues traversées par les temps les plus gros,
» sans avoir éprouvé le moindre malaise. Cette vaccina-
» tion psychique leur confère l'immunité.

» Le mal de mer, ajoute-t-il, est, en général, un syn-
» drome sans gravité ; mais, cependant, il présente un
» réel danger dans les cas de cardiopathies, d'anévrys-
» mes de l'aorte, d'artériosclérose, et, chez les femmes
» enceintes, dont les violentes contractions abdominales
» et diaphragmatiques, souvent répétées dans les efforts
» des vomissements, pourraient amener l'avortement ou
» l'accouchement prématuré. C'est surtout cette catégo-
» rie de malades qui devrait se soumettre au traitement
» préventif par la suggestion. Quant aux personnes bien
» portantes, celui-ci permettrait d'éviter un malaise très
» pénible ».

Il y a là un nouveau mode de traitement qui n'a rien
de commun avec ceux que nous avons vus jusqu'à présent ; puisque c'est un traitement préventif, qui peut se
faire et qui, en pratique, se fait toujours à terre avant le
départ, et qui, d'après l'auteur, porterait ses fruits pendant un long temps. Ce serait donc là le traitement par
excellence du mal de mer, puisqu'il assurerait aux passagers une sécurité complète et les délivrerait à tout jamais
de ce terrible malaise.

Il est à regretter que des expériences plus complètes
n'aient pas été poussées dans ce sens et que d'autres expérimentateurs n'aient pas eu la pensée de se rendre compte
de la valeur d'un procédé qui, d'après son auteur, paraît

être de beaucoup supérieur à tous les autres. Ne pouvant, pour des motifs particuliers, poursuivre nous-même ce genre de recherches, nous avons chargé un de nos amis, docteur en médecine, et exerçant sa profession dans un port de l'Océan, de vérifier l'exactitude des assertions ci-dessus. Voici le résultat de ses recherches avec les observations qu'il a bien voulu nous transmettre :

Chez les personnes impressionnables et qui ont pour ainsi dire le mal de mer avant de mettre le pied sur le bateau, il est facile d'inhiber par la suggestion le vertige marin. Ces personnes, qui, quelque temps auparavant, craignaient de s'embarquer par grande peur du mal de mer, n'hésitent plus alors et considèrent qu'elles ne risquent absolument plus rien à ce point de vue. A leur arrivée sur le bateau, aucune peur. Dans le courant de la traversée, aucun malaise ; le vertige n'a pas d'action sur elles et l'appétit n'est nullement troublé. L'arrivée enfin a lieu dans des conditions exceptionnelles de santé et de gaieté. Telle est, par exemple, l'observation suivante recueillie par notre confrère :

Mme J. A..., jeune femme de 24 ans, très nerveuse et très impressionnable, mariée depuis deux ans à un ingénieur qui était allé en Amérique. Obligée de rejoindre son mari, elle appréhendait de faire le voyage du Havre à New-York. Elle alla trouver le docteur pour lui demander ce qu'elle pourrait bien faire pour tâcher d'éviter le mal de mer, pour, tout au moins, l'atténuer le plus possible. Celui-ci, sur nos conseils, propose à cette jeune femme d'essayer du procédé de Gorodischze. Celle-ci accepte et monte sur le bateau complètement persuadée qu'elle n'aura nullement le mal de mer. Notre ami pria le capitaine de vouloir bien noter l'état de cette passagère pendant tout le temps qu'elle resterait à bord, ce que le capitaine promit et fit très aimablement. Au retour du bateau, il apprit au docteur que la dame en question n'avait pas eu un seul mauvais moment pendant toute la traversée, mais qu'au contraire, elle avait toujours été gaie et bien en train, faisant toujours honneur aux repas qu'on lui servait et faisant l'admiration des autres gens, qui s'étonnaient qu'avec la mer mauvaise que l'on avait, elle pût résister aussi aisément, surtout étant à son premier voyage. En débarquant en Amérique, où son mari l'attendait, celui-ci fut, paraît-il, absolument stupéfait de ce résultat peu attendu, et le capitaine fut obligé de lui confirmer les déclarations de sa femme relativement à la bénignité de son voyage.

D'autres observations, également des plus concluantes, nous ont été fournies par notre confrère.

M. J.-B..., âgé de 30 ans, n'a jamais été malade, mais tient de son père une constitution extrêmement nerveuse. Ce jeune homme avait déjà fait deux ou trois voyages sur mer et avait été affreusement malade. Ami intime de notre docteur, il lui demanda un conseil contre l'horrible mal qui l'assaillait lorsqu'il prenait la mer. Celui-ci voulut tenter la guérison par la suggestion, et M. B... consentit à se laisser traiter de cette manière. Le soir, M. B... prenait la mer, pour deux jours seulement il est vrai, et arrivait au terme de son voyage n'ayant ressenti aucun malaise ni aucun des accidents qui marquèrent si péniblement ses traversées antérieures.

Par contre, chez des personnes d'un tempérament plus robuste et dont la nervosité était moins accusée, les résultats obtenus ne sont plus satisfaisants. Le tempérament du sujet est-il réfractaire à la suggestion ? d'autres causes inconnues sont-elles en jeu? autant de questions qui, pour le moment restent sans réponse et qu'une étude ultérieure pourra dégager de l'obscurité qui les entoure.

Toujours est-il que cette méthode donne, dans certains cas, d'excellent srésultats, et que nous n'hésiterons jamais à la préconiser chez les personnes dont le tempérament nerveux est marqué ; mais ce genre de traitement ne saurait convenir, nous le répétons, à tout le monde. Voilà pourquoi nous ne pouvons franchement l'adopter pour tous malgré les brillants résultats dont il a fait preuve pour certains.

Reste enfin la classe des médicaments pharmaceutiques, dans laquelle on peut dire que l'imagination thérapeutique s'est donnée librement carrière, et que tous les hypnotiques connus ont été employés de toutes les manières possibles. L'opium, la morphine, l'hydrate de chloral, le bromure de potassium, l'antipyrine, la cocaïne, ont été tour à tour passés en revue, sans bien grand succès du reste. La cocaïne et l'opium paraissent seuls avoir obtenu quelques résultats. La cocaïne empêche, en effet, d'une manière assez efficace les vomissements, mais elle est incapable d'agir contre le vertige, et son action est loin d'être constante. Quant à l'opium, dans certains cas, il a pu obtenir une sédation extrêmement utile aux personnes qui ont subi cette influence ; mais, c'est chez un très petit nombre seulement que son action a pu avoir une valeur quelconque.

Un médicament, au contraire, qui a été peu employé et peu étudié au point de vue de sa valeur contre le mal de mer est le sulfate de quinine. Cependant, il méritait beaucoup mieux puisque dans les observations que nous avons recueillies et dans toutes nos expériences, il a toujours été efficace. L'idée d'expérimenter ce médicament si peu

employé jusqu'à présent nous a été fournie par une note
contenue dans le *Bulletin Médical* de 1891, et les expériences de M. Charles Richet à propos du traitement du
mal de mer par le sulfate de quinine. Cette note était ainsi
conçue : « Se basant sur les analogies symptomatiques qui
existent entre le mal de mer et le vertige de Ménière,
M. Charles Richet a eu l'idée, pour combattre le mal de mer,
d'employer le sulfate de quinine si avantageusement pres-
crit par M. Charcot contre le vertige auriculaire. Dans un
cas où il a donné du sulfate de quinine à une personne qui
allait s'embarquer, cette personne, seule de tous les passagers, a échappé au mal de mer. Le mode d'emploi
recommandé par M. Richet est le suivant : Faire prendre
au sujet un gramme de sulfate de quinine, deux heures au
moins et quatre heures au plus avant de s'embarquer. Il
ne faut, d'ailleurs, négliger aucune des autres précautions
habituelles, comme la position couchée, par exemple, qui
est toujours si efficace ».

Les expériences que nous avons entreprises à la suite
de la lecture du travail de M. Richet nous ont pleinement
confirmé dans cette manière de voir, et nous sommes convaincu maintenant que, si le sulfate de quinine n'est pas
efficace dans tous les cas de mal de mer sans exception, il
est néanmoins d'un emploi certain dans la très grande
majorité et que c'est là le médicament de choix.

Nos expériences, qui ont porté sur un assez grand nombre de personnes, ont été faites de la manière suivante :

Le sulfate de quinine que nous avons donné a toujours
été pris, en pilules. Tous les auteurs, sans exception, s'ac-
cordent à dire que les médicaments contre le mal de mer
ne peuvent être donnés que sous formes de pilules ou de
cachets. Si nous avons choisi la forme pilulaire, c'est que
le cachet, beaucoup plus difficile à avaler, risque très

souvent d'être rejeté par les efforts d'expulsion qu'il pro-
voque. Quant aux pilules de sulfate de quinine, nous les
avons mélangées avec de l'acide tartrique pour obtenir une
très grande solubilité, comme cela se fait, du reste, toujours.

Nous avons divisé nos observations en trois catégories :
celles qui ont eu lieu avec des traversées où la mer était
bonne, celles où la mer, sans être mauvaise, était néanmoins houleuse, ce que les marins appellent un temps
moyen ; enfin, les traversées effectuées avec de grosses
mers et de gros temps.

OBSERVATION

M. L. G.., 30 ans, robuste, d'un tempérament sanguin,
a beaucoup navigué, mais est doué d'une prédisposition
excessive au mal de mer. Chaque traversée qu'il a accom-
plie a été marquée par des souffrances atroces. Suivant
nos conseils, il prend, à peu près trois heures avant de
s'embarquer, 8 pilules de sulfate de quinine (chaque pilule
contenant 20 centigrammes environ).

La mer, très calme au moment du départ, resté, parait-
il, dans dans le même état jusqu'à l'arrivée, qui eut lieu
le lendemain, dans la journée. M. G..., qui jusqu'alors
n'avait pu ni manger, ni dormir, n'observa pendant la
traversée qu'un peu de vertige sans vomissements, put
manger modérément et dormit assez bien pendant quelques heures. En descendant à terre, M. G..., enchanté de
sa traversée, se hâta d'en noter les détails ci-dessus et
nous les expédia.

Dans cette observation, nous avons complètement suivi
la méthode de M. Richet, qui recommande de faire pren-

dre les pilules de quinine deux heures au moins avant le départ. Dans la suivante, au contraire, nous avons cherché à nous rendre compte s'il était bien utile de se préoccuper de cette prescription, et l'expérience a répondu d'une façon négative.

M. A. F.., âgé de 40 ans, grand et robuste, a fait, pour son commerce avec l'Algérie, plusieurs traversées et a toujours été malade. « Dès que j'arrive au bateau, nous déclare-t-il, je suis obligé de me coucher. Si la mer est calme et que la traversée se fasse dans de bonnes conditions, le mal de mer est plus léger. Quelques vomissements, un vertige continuel, mais faible, et un défaut complet d'appétit, tels sont les symptômes que j'éprouve ; mais, pour peu que la mer devienne houleuse, je suis affreusement malade et j'éprouve des souffrances horribles ».

M. A. F... s'embarque avec un très beau temps. Il emportait avec lui une boîte de 20 pilules de sulfate de quinine, avec la recommandation expresse de ne se servir de ces pilules que lorsqu'il se sentirait un peu fatigué. Au bout d'une heure environ, la mer était toujours calme, mais un léger malaise commença à se faire sentir. M. F... prit alors deux pilules, qui le calmèrent ; il put, au bout d'une demi-heure environ, en reprendre deux autres. Après quoi, il se mit à table et mangea de bon appétit, chose, dit-il, qu'il n'avait jamais pu faire jusqu'à ce moment. Après être resté pendant un bon moment à se promener sur le pont, M. F... descend alors dans sa cabine, se couche et s'endort très profondément sans avoir éprouvé un seul moment de malaise. Il put ainsi achever une traversée qui, d'habitude, était pour lui un moment de très vives souffrances et qu'il voyait toujours venir avec terreur.

Deux résultats sont à considérer dans cette observation : d'abord, le fait que le sulfate de quinine a été très efficace contre le mal de mer, et, en second lieu, qu'il n'est pas nécessaire, comme le pensait M. Richet, de donner la quinine avant de s'embarquer, mais qu'il suffit, au contraire, de la prendre au moment même de l'embarquement.

Les observations consignées jusqu'à présent nous montrent qu'avec une mer calme, le sulfate de quinine agit avec rapidité et sûreté. Les suivantes démontrent également son action lorsque la mer devient plus agitée et plus mauvaise.

M. B..., âgé de 35 ans, d'un tempérament assez nerveux, s'embarque sur un vapeur faisant route sur l'Algérie, avec escale dans certains ports. La mer est houleuse, sans être mauvaise. Il emporte une boîte de vingt pilules de sulfate de quinine, et prend cinq de ces pilules au moment même où il s'embarque. Pendant tout le premier jour et la première nuit, M. B... n'eut aucune indisposition. Il se promène, mange très bien et dort profondément. Se sentant complètement soulagé, M. B... ne songe plus aux pilules, lorsque, la nuit d'après, il est réveillé par un malaise assez fort. Il n'est pas plutôt debout qu'un vertige intense le saisit. Au bout de quelques instants, surviennent les nausées et les vomissements. M. B... se souvient alors des pilules et en prend trois d'un coup. Au bout de quelques minutes, les nausées et les vomissements se dissipent ; trois autres pilules sont prises et, malgré la mer qui augmente, le malaise cesse presque complètement et devient des plus tolérables. Au bout de quelques heures, tout était terminé, et M. B.., put conduire à bonne fin son voyage, sans être autrement incommodé, malgré l'état de la mer qui avait grossi sur la fin de la traversée et qui était très mauvaise.

Nous pourrions donner de nombreuses et longues observations qui, toutes, nous ont démontré que, si le sulfate de quinine n'était pas toujours capable d'arrêter complètement les vomissements et le vertige, du moins les a-t-il toujours atténués dans une très large mesure, et a permis aux passagers d'effectuer un voyage dans des conditions beaucoup moins pénibles que celles qui avaient été effectuées précédemment.

Nous résumons ici notre étude thérapeutique de la manière suivante :

Nous avons vu que le sulfate de quinine nous a toujours donné de bons résultats. Nous engagerons donc les personnes voyageant sur mer à prendre, avant de s'embarquer, quelques pilules ; que si ces pilules n'ont pas été prises quelques heures avant de s'embarquer, nous pourrons, néanmoins, les conseiller au moment même où l'on monte sur le bateau. Puis, nous continuerons pendant la traversée l'usage de ces pilules, en en donnant un nombre plus ou moins grand selon la durée de la maladie.

A ce mode principal de traitement, nous ajouterons ceux que l'expérience nous a indiqués comme donnant quelques résultats. Lorsque le malaise sera très fort et la mer très mauvaise, nous ferons coucher le sujet et nous lui donnerons une ceinture pour comprimer fortement l'estomac. Dans les cas légers, au contraire, nous laisserons agir seul le sulfate de quinine.

Enfin, chez les personnes d'une sensibilité exagérée,

nous pourrons essayer à l'avance la suggestion qui, dans ces cas assez spéciaux, nous sera vraiment d'un très grand secours.

Telles sont, envisagées dans leurs grandes lignes, les principales médications à mettre en œuvre dans un traitement contre le mal de mer. Nous ne saurions trop recommander aux expérimentateurs d'essayer ces deux méthodes : la suggestion et le sulfate de quinine. Pour nous, qui en avons fait plusieurs expériences, nous sommes convaincu qu'avec ces deux moyens on doit venir à bout du mal de mer.

CONCLUSIONS

I. — Le mal de mer doit être considéré comme une maladie dont les symptômes se ramènent surtout : 1° au vertige et aux troubles de l'équilibre ; 2° aux vomissements.

II. — Les conditions et les causes du mal de mer sont assez nombreuses, mais le balancement du navire est de beaucoup la plus importante. Le tangage éveille le mal de mer beaucoup plus vite et plus violemment que le roulis. On s'habitue, du reste, facilement à ce dernier.

III. — Les symptômes observés dans le mal de mer peuvent s'expliquer par des excitations diverses des canaux semi-circulaires qui, étant diversement et rapidement excités, ne peuvent plus nous donner une notion exacte de notre corps dans l'espace et produisent un vertige.

IV. — La thérapeutique du mal de mer trouvera un bon médicament dans le sulfate de quinine, dont les résultats sont excellents. On pourra joindre à ce mode principal de traitement le port d'une ceinture qui comprimera fortement l'estomac. La position horizontale donnera aussi de bons résultats.

Enfin, il serait à désirer que l'on pût expérimenter d'une façon complète la médication suggestive, qui paraît avoir donné de très bons résultats.

———

INDEX BIBLIOGRAPHIQUE

Pampoukis. — Académie de Médecine, séance du 4 septembre 1888.

Roewer. — Die Seekrankeit. Deustsche medic. Zeitung, septembre 1890, nᵒˢ 70 et 71.

Rosenbach.— Seekrankeit. Berliner Klinische Wochenschrifte, 1891, page 260.

Ch. Richet. — Le sulfate de quinine contre le mal de mer. *Bulletin Médical*, 1891.

Gorodischze.— Traitement du mal de mer par la suggestion. Réunion annuelle de la Société d'Hypnologie et de Psychologie, 1890.

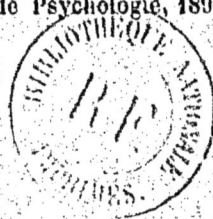

www.ingramcontent.com/pod-product-compliance
Lightning Source LLC
Chambersburg PA
CBHW071752200326
41520CB00013BA/3224